Dᴿ Pierre Marais
De l'Université de Paris,
Ex-Aide d'Anatomie,
Lauréat Médaille d'Or (Concours Lesage) de l'École
de Médecine de Caen,
Médaille de Bronze de l'Assistance Publique.

AF299201

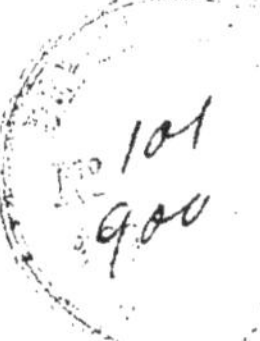

Délire Salicylique

DANS LE

Rhumatisme articulaire aigu

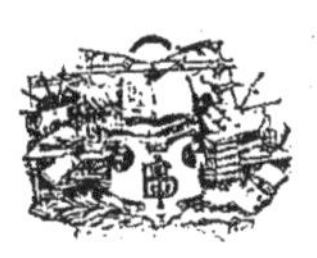

PARIS
INSTITUT INTERNATIONAL DE BIBLIOGRAPHIE SCIENTIFIQUE
93, Boulevard Saint-Germain, 93.

—

1900

DR PIERRE MARAIS

DE L'UNIVERSITÉ DE PARIS,
EX-AIDE D'ANATOMIE,
ÉTAT MÉDAILLE D'OR (CONCOURS LESAGE) DE L'ÉCOLE
DE MÉDECINE DE CAEN,
MÉDAILLE DE BRONZE DE L'ASSISTANCE PUBLIQUE.

Délire Salicylique

DANS LE

Rhumatisme articulaire aigu

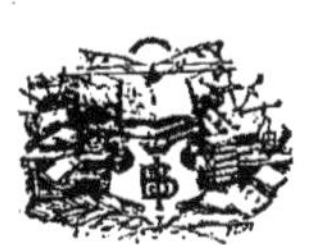

PARIS.

INSTITUT INTERNATIONAL DE BIBLIOGRAPHIE SCIENTIFIQUE
93, Boulevard Saint-Germain, 93.

—

1899

A MON PÈRE

MON PREMIER MAÎTRE

A MA MÈRE ET A MA GRAND'MÈRE

A MA FAMILLE

*A MES MAITRES DANS LES HOPITAUX
DE CAEN :*

MM. AUVRAY

BARETTE

————

*A MES PROFESSEURS DE L'ÉCOLE DE
MÉDECINE DE CAEN :*

MM. FAYEL

GUILLET

GIDON

VIGOT

CATOIS

GOSSELIN.

*A MES MAITRES DANS LES
HOPITAUX DE PARIS :*

M. LE Pr LE DENTU

M. LE Dr SÉVESTRE ET M. LE Dr VILLEMIN

M. LE Dr LEJARS

M. LE Dr BARTH

M. LE Dr GILBERT

M. LE Dr BALZER

M. LE Dr CHAMPETIER DE RIBES.

A MON PRÉSIDENT DE THÈSE :

M. LE Pr JOFFROY.

INTRODUCTION.

Nous voici arrivé au terme de nos études, et ce serait manquer de gratitude de notre part, si, avant de quitter les Hôpitaux, nous n'adressions aux Maîtres dont nous fûmes l'élève le témoignage de notre reconnaissance.

Nous remercierons tout d'abord M. Auvray, Directeur de l'École de Caen, et M. Barette, qui, dans leurs excellentes leçons de pathologie générale et de diagnostic chirurgical, nous apprirent à *voir* le malade.

Nous devons également nos remerciements à M. Sévestre, qui nous initia à la thérapeutique infantile, et spécialement à celle de la diphtérie; à MM. Villemin, qui ne nous ménagea jamais son appui et ses conseils; à M. Balzer et à M. Champetier de Ribes, pour leur bienveillance.

A M. Gilbert, et surtout à M. Barth, nous devons exprimer combien nous avons été heureux d'être leur élève et de profiter de leur enseignement. Nous en avons retiré grand fruit, et nous saurons, dans notre pratique personnelle, appliquer les excellents principes de clinique médicale qu'ils professent au lit de leurs malades.

M. Lejars, qui nous apprit la véritable asepsie chirurgicale et nous donna de si bonnes leçons sur la Chirurgie d'urgence, est pour nous un ami en même temps qu'un excellent Maître ; qu'il veuille bien recevoir ici un témoignage tout particulier de notre profonde reconnaissance et de notre bien sincère attachement, car nous lui devons beaucoup.

Que MM. Caussade et Dupré, qui nous ont aidé de leurs conseils et leurs avis pour ce travail, reçoivent également ici l'hommage de notre vive gratitude.

M. le Pr Joffroy a bien voulu accepter la présidence de notre thèse, et nous le remercions beaucoup de l'honneur qu'il nous fait.

HISTORIQUE.

L'acide salicylique, découvert par Piria en 1838, ne fut tout d'abord employé que comme topique antiputride par Kolbe et Thiersch (1875) et comme antiseptique interne, (angine, gangrène pulmonaire, bronchite fétide, empyème).

Son emploi dans le rhumatisme articulaire aigu ne remonte qu'à quelques 25 ans. Ce n'est, en effet, qu'en 1874 que la salicine fait son apparition en thérapeutique rhumatismale, employée par Mac Lagon et Buss, de St-Gall, comme succédanée de la quinine (1).

En 1876 et 1877, Buss, Riess, et Stricker confirmaient ces résultats et faisaient de l'acide salicylique le médicament spécifique du rhumatisme articulaire aigu. Dès cette époque, d'ailleurs, Senator, Garcin, Barety, Buss, l'employaient également sous forme de salicylate de soude, plus facilement assimilable et moins irritant pour l'estomac.

Enfin, le 26 juin 1877, G. Sée, dans une communication à l'Académie de Médecine, consacrait la spécificité de ce médicament, en même temps qu'il en définissait les effets physiologiques et son emploi en thérapeutique.

(1) L'acide salicylique était déjà employé à cette époque par certains cliniciens comme antifébrile, dans la fièvre typhoïde, les fièvres éruptives, la fièvre palustre.

Préconisé par Hardy, Oulmont, Jaccoud, Guéneau de Mussy, le salicylate de soude est entré depuis 1880, d'une façon définitive, dans les prescriptions de la pratique médicale.

Employé concurremment en France et en Allemagne, ce médicament a été employé à des doses thérapeutiques différentes suivant les pays et les époques. — L'École allemande a toujours une tendance à donner des doses massives pour juguler le mal et amener, avec une défervescence rapide, sinon brusque, de la température et du pouls, une sédation immédiate des douleurs. C'est ainsi que les Écoles étrangères donnaient facilement des doses de 12 à 15 gr. en 2 ou 3 fois dans les 24 heures, et que Stricker administra, par erreur, à l'un de ses malades, 21 gr. d'acide salicylique, sans avoir à déplorer des phénomènes d'intoxication (1).

L'École française, plus prudente, administrait des doses moindres, et G. Sée recommandait de ne pas dépasser la dose de 4 à 6 gr. en 24 heures, et de les donner à dose fractionnées, pour éviter l'accumulation de cette substance dans l'organisme, et prévenir les phénomènes d'intoxication.

En 1876, Richardson rapportait un cas d'intoxication par l'acide salicylique. Empis, dans une communication à l'Académie de Médecine, faite en juillet 1877, relatait un cas semblable, suivi de mort. « Voici l'histoire de ce malade en « peu de mots. Il s'agissait d'un rhumatisme articulaire

---

(1) Stricker se servait d'acide salicylique pur, obtenu par cristallisations successives et se présentant sous forme d'aiguilles blanches et brillantes, sans odeur et se dissolvant complètement dans l'eau et l'alcool.

— 11 —

« aigu. Je prescris 7 grammes de salicyclate et j'obtiens une
« amélioration notable le lendemain. J'en prescris encore
« 5 grammes, puis 3 grammes. Le troisième jour, le malade
« allait bien et je cesse l'emploi de ce médicament. — Deux
« jours plus tard, le malade est mort subitement » (1).

Cette mort, survenue brusquement après l'ingestion
d'un potage, avait été précédée des signes prémonitoires
dé l'intoxication salicylique : agitation nocturne, obtusion
de l'ouïe, bourdonnements d'oreilles (2).

Vers la même époque, on avait déjà observé en Russie
un cas de mort après absorption de 18 grammes, et un
autre en Allemagne, après prise ee 12 grammes de salicylate : « Doses évidemment exagérées », disait M. Germain
Sée.

Vers la même époque également, Abeline, de Stockholm,
médecin de l'Hospice des Enfants trouvés, relatait un fait
d'intoxication salicylée, survenue chez un enfant en traitement pour-infection vaccinale, et suivie de mort. L'au-
topsie put être faire et l'on constata les lésions suivantes:
les deux reins augmentés de volume ; la capsule facile à
détacher et nombreuses extravasations sanguines à la sur-
face de l'un deux. Il y avait aussi hyperhémie des pyra-
mides ; les tubes de l'écorce paraissaient gonflés et l'épithélium des cellules granuleux. Dans l'un des bassinets,
on pouvait apercevoir de nombreuses ecchymoses (3).

Mais ces lésions étaient-elles bien dues au salicylate et
ne trouvent-elles pas leur explication dans une néphrite

(1) *Bulletin de l'Academie de Médecine,* 3 juiller 1877.
(2) *Gazette hebdomadaire,* 1877.
(3) Abeline in *Médical Times and Gazette.* 1877, p

déterminée par la maladie même, pour laquelle était donné le salicyclate.

En 1882, Barrows publiait dans le *Medical Record* (New-York), un mémoire sur le délire salicylique : *The delirium of salicylic acid*. Il rapportait huit observations ayant trait à un enfant de 11 ans et à cinq malades de 30 à 50 ans, dont trois femmes. — Chez ces malades, le délire avait apparu quelques heures après l'adminisitration de 20 grains (1) toutes les 3 heures, et avait disparu très rapidement après la suspension de la médication. Barrows concluait que chez tous ces malades, notamment chez l'enfant de 11 ans, le délire ressemblait en tous points au delirium tremens.

En décembre 1893, M. Huchard, à la *Société de Thérapeutiqne*, communiquait l'observation d'une malade qui, quoique déjà habituée au salicylate, présenta des signes d'intoxication salicylique, mais sans délire, dans les circonstances suivantes. Cette malade, dont le rein était insuffisant, se servit d'une potion salicylée, dosée à 2 gr. par cuiller, mais déjà ancienne ; par suite de l'évaporation qu'elle avait subie, cette potion était-elle peut-être plus concentrée et les doses absorbées plus fortes qu'il ne fallait.

Dans cette même séance, M. Bardet relatait le cas d'un vieillard rhumatisant, chez lequel la dose de 3 gr. de salicylate par jour et donnée en deux fois, avait amené, dit-il, des accidents : « bourdonnements d'oreilles, *délire actif*, oppression et tendance à frapper l'entourage. Il n'y

---

(1) Le grain correspondant à la vingtième partie d'un gramme environ, la dose administrée équivalait à 1 gramme.

avait pas d'albumine, ni d'insuffisance rénale ; les mic-
tions étaient normales, en qualité et en quantité.

Au commencement de 1898, un médecin autrichien,
Saloschin, publiait l'observation d'une femme de 21 ans,
qui, au cours d'un rhumatisme articulaire aigu, présenta
une « psychose aiguë, due à une intoxication par l'acide
salicylique ».

OBSERVATIONS.

Observation I (Saloschin) (1) (*Résumée*).

Une femme de vingt et un ans entre à l'hôpital, se plaignant de douleurs articulaires ; son pouls est irrégulier ; l'auscultation du cœur décèle une endocardite des plus nettes et généralisée.

On lui prescrit 8 grammes de salicylate de soude pour les 24 heures, à prendre à dose de 1 gramme toutes les deux heures.

Le lendemain, amélioration : on prescrit 10 grammes.

Le surlendemain, tous les phénomènes articulaires, tuméfaction et douleurs, ont disparu ; les urines donnent, avec le perchlorure de fer, la réaction violette caractéristique : l'acide salicylique est donc normalement éliminé. Néanmoins, dès ce jour, apparaissent de l'agitation, des pleurs, des cris, des hallucinations visuelles et auditives.

L'administration de 1 gr. 50 de chloral calme la malade et fait disparaître ces phénomènes psychiques au bout de dix-huit heures.

A noter ici que les premiers symptômes délirants avaient débuté après la cessation complète des douleurs et un peu plus de 36 heures après le début de la médication salicylée.

Observation II (Galliard et Bernard) (2).

Le 27 septembre dernier, entrait à l'hôpital Saint-Antoine, salle Nélaton, n° 6, une femme de quarante-cinq ans, brunisseuse, atteinte d'un *rhumatisme articulaire aigu* qui avait débuté huit jours auparavant.

---

(1) Saloschin. — D'après la *Revue générale de Pathologie interne*, 1898
(2) Galliard et Bernard. — *Bulletin de la Société Médicale des Hôpitaux*, 1898.

L'épaule et la main droite étaient tuméfiées, le genou du même côté légèrement pris ; les articulations atteintes étaient très douloureuses. Cependant il y avait *peu de fièvre* : 38°4 le soir de l'entrée. *Pas d'albumine* dans les urines ; rien au cœur. La malade en était d'ailleurs à sa première attaque de rhumatisme.

En raison des douleurs très vives, on prescrivit *8 grammes de salicylate de soude* en potion, à prendre par doses fractionnées jusqu'au lendemain à midi. Régime lacté intégral.

Le lendemain matin 28, la tuméfaction et les douleurs articulaires ont notablement diminué. On remarque que la face est congestionnée ; cependant le pouls est normal et la température de 37°4. On continue l'administration du salicylate à la dose de 8 grammes.

La malade commence à prendre sa potion à midi ; pas d'incident dans l'après-midi, et, à la visite du soir, l'état est bon. Vers 8 heures du soir, la malade est prise de *bourdonnements d'oreilles*, puis elle commence à s'agiter et *divague toute la nuit* à haute voix, mais sans chercher à sortir du lit.

Le matin (29 septembre), en présence de cet état, le salicylate est supprimé ; la malade n'a d'ailleurs absorbé que la moitié de sa potion de la veille. On ordonne 3 grammes d'hydrate de chloral.

Le délire continue pendant la matinée et l'après-midi ; mais ce délire, qui était resté calme jusqu'ici, *prend subitement une forme violente* vers trois heures du soir : la malade veut à toute force sortir de son lit, frappe et insulte ceux qui l'en empêchent ; elle a des *hallucinations visuelles et auditives*, enfin, elle réussit à sortir de la salle, et on doit, pour la maîtriser, lui mettre la camisole de force. Nous ajoutons que la malade n'a pas pris une seule goutte de sa potion de chloral, et toute tentative pour lui faire accepter cette potion est absolument inutile.

La nuit suivante (29 au 30), le délire continue, violent, pour se calmer le lendemain matin (30). Pendant la journée

du 30, la malade est calme, mais reste dans une sorte de stu-
peur ; la nuit du 30 septembre au 1ᵉʳ octobre est tout à fait
calme, et, dès le 1ᵉʳ octobre, l'état cérébral est redevenu
normal.

Pendant toute la durée de cette crise, l'*apyrexie a été
presque complète* (38° le soir, 37°,5 le matin). Les urines,
examinées à l'entrée de la malade et à la fin de la crise, étaient
uratiques, mais non albumineuses. Par la suite, le rhumatisme
a évolué d'une manière subaiguë pendant quinze jours environ,
pour tendre finalement à la chronicité, avec persistance de la
tuméfaction et de la douleur dans une seule articulation, mais
sans fièvre.

Observation III (Rendu) (1) (Résumée).

Femme de 45 ans, vigoureuse, entre à l'hôpital le 17 octobre,
présentant un rhumatisme aigu, généralisé, mais sans complication viscérale aucune.

C'est sa troisième attaque ; elle avait eu déjà deux crises
rhumatismales à 22 et 24 ans. Cette troisième crise a débuté
d'une façon subaiguë, il y a six semaines.

A son entrée elle présente une fièvre intense : 40° de température et 120 de pouls ; un peu de lourdeur de tête, mais pas
de céphalée : Urines foncées, rares, uratiques, *sans albumine,
ni indican*.

Traitement. — 1 gr. de salicylate de soude toutes les deux
heures dans un peu d'Eau de Vichy, jusqu'à dose de 6 gr.

18 *octobre*. — Température : 36°7.

<table>
<tr><td>Matin.</td><td>La tuméfaction des jointures a très sensible-
ment diminué. Les jointures sont à peine
douloureuses. Lourdeur de tête disparue.
Urines rares, mais sueurs profuses.</td></tr>
</table>

(1) Rendu. — *Bulletin de la Société médicale des Hôpitaux*, 28 octobre 1898.

Traitement. — 6 gr. de salicylate dans les 24 heures.

Soir.
{
à 5 *h.* — Température : 36°8.
Jointures complètement libres. Mouvements non douloureux. Tête tout à fait dégagée.
à 8 *h.* — Frisson subit et sensation de froid d'un quart d'heure.
}

« Sans transition, la malade est prise d'un délire violent, accompagné d'hallucinations de la vue et de l'ouïe. Il lui semble que son mari est au pied de son lit, puis que d'autres personnes l'appellent et la menacent. Elle se lève du lit, s'échappe à travers la salle en vociférant, l'œil animé, la figure vultueuse. Elle passe toute la nuit à crier, s'agitant et prononçant des paroles incohérentes, voyant des objets terrifiants et croyant qu'on va la tuer. On est obligé de la mettre dans la camisole de force, où elle se débat avec une violence extrême pendant plusieurs heures. »

Pensant tout d'abord à un rhumatisme cérébral, l'interne de garde la fit mettre dans un bain à 32°.

19 *octobre.* — Le lendemain matin, même agitation et incohérence ; elle ne reconnaît pas les objets et les gens qui l'entourent ; ne répond pas aux questions posées et cause avec volubilité, comme atteinte de manie aiguë. Elle paraît plus excitée que prostrée, car, malgré l'insomnie de la nuit précédente elle ne s'est pas assoupie dans la matinée. On a été obligé de lui mettre la camisole.

Température : 38°2, en hausse. — Pouls : 110.
Jointures désenflées et absolument indolentes.
Langue sèche et fendillée.
Inégalité pupillaire. Pas de céphalée. Myosis.

Urines rares et en même temps incontinence d'urine.
Néanmoins on peut y déceler une grande proportion d'indican et d'*albumine* : 2 *gr.*

BIBLIOTHÈQUE NATIONALE — R. F. — IMPRIMÉS.

Traitement. — Le diagnostic restant hésitant entre une intoxication salicylique, un rhumatisme cérébral et des accidents urémiques, on institue le traitement suivant :

a) Suppression du salicylate de soude, remplacé par 4 gr. de bromure de potassium.

b) Administration d'un grand bain d'une demi-heure à 32°, toutes les 4 heures.

c) Régime lacté.

d) Injection de 100 gr. de sérum de Hayem, si l'oligurie persiste.

Amélioration dans la journée, où le délire est coupé de périodes d'accalmie, et où les urines sont devenues un peu plus abondantes.

Température du soir redescendue à 37°,8.

20 *octobre.* —Nuit très agitée, le délire est toujours halluci natoire. La malade n'a pas quitté la camisole.

Au matin, amélioration sensible. La malade reprend connaissance, mais ne se rappelle rien de son délire.

Pupilles toujours en myosis, mais non plus inégales.

Urines moins denses, mais toujours albumineuses (2 gr.), etc; moins d'indican.

Traitement. — Deux bains et continuation du traitement déjà prescrit.

Le calme revient dans la soirée et la nuit se passe sans délire.

21 *octobre.* —La malade est revenue à son état normal. Pas de délire, pas de fièvre ; seulement courbature générale. — Amnésie complète de la part de la malade pour tout ce qui s'est passé pendant son délire.

Réapparition de légères douleurs articulaires.

Urines toujours peu abondantes, mais moins albumineuses (1 gr.). Sans indican.

Traitement. — *a*) Suppression des bains.

        b) Bromure de potassium, 2 gr. seulement.

        c) Lactose : 40 gr. en deux fois dans les 24 heures.

22 *octobre*. — Persistance de la courbature et des douleurs articulaires.

Urines claires et abondantes, beaucoup moins albumineuses = 0,40 centig.

23 *octobre*. — *Traitement*. — *a*) Suppression du bromure et de la lactose.

        b) Bain sulfureux.

        c) Antipyrine 2 gr.

pour calmer les douleurs articulaires.

Les jours suivants, l'albumine a disparu des urines et les douleurs se sont beaucoup atténuées.

28 *octobre*. — La malade est considérée comme guérie. Elle ne souffre plus dans ses jointures et le cœur est resté constamment indemne.

Observation IV (*Inédite*).

L... (Reine), domestique, âgée de 19 ans, entre le 22 juillet à l'hôpital Necker, salle Lasègue, pour douleurs dans les articulations

Ces douleurs, qui ont débuté il y a 8 jours environ, et tout d'abord localisées dans les articulations tibio-tarsiennes, ont envahi ensuite progressivement le poignet droit, le poignet gauche, les articulations scapulo-humérales, puis toutes les petites articulations. — Enfin, la malade se plaignait d'épistaxis et d'une céphalalgie légère.

Complètement immobilisée dans le décubitus dorsal, le moindre mouvement lui était très douloureux. Les grosses articulations présentaient une tuméfaction assez accentuée : la peau était rouge, chaude et très sensible à la pression. Celle-ci réveillait, d'ailleurs, la douleur sur tout le trajet de la colonne rachidienne.

Ajoutez à cela une transpiration abondante, présentant l'odeur aigre, caractéristique, des sueurs rhumatismales.

L'examen des appareils respiratoire et circulatoire ne révélait rien d'anormal.

Le pouls était régulier et fort ; le thermomètre marquait 39°8.

Les urines étaient fébriles, c'est-à-dire rares, foncées, mais *non albumineuses.*

A l'état de la langue, légèrement saburrale, se joignait de l'anorexie, de la constipation et un peu de météorisme abdominal.

Interrogée au point de vue de ses antécédents, la malade ne nous apprenait rien de particulier. La menstruation s'était établie, un peu tardivement, à 17 ans, mais depuis elle avait toujours été régulière. Elle n'avait jamais été malade, n'avait jamais eu de blennorragie et ne perdait d'ailleurs pas en blanc.

Enfin, on ne relevait chez elle aucune tare d'éthylisme, ni de nervosisme.

Étant donné l'absence de tout antécédent morbide, on se trouvait sans nul doute en présence d'un début de rhumatisme articulaire aigu franc, généralisé, et toute idée de rhumatisme blennorragique ou d'une poussée aiguë au cours d'un rhumatisme chronique était écartée.

Dès le jour de son entrée dans le service, la malade a pris 12 gr. de salicylate de soude.

Le lendemain, 23 juillet, la température tombait de près d'un degré, à 39°. Les douleurs diminuaient notablement d'intensité ; la malade se trouvait moins immobilisée sur son lit, et, en présence de cette sédation immédiate, on abaissa la dose de salicylate de 12 gr. à 8 gr.

Le troisième jour de son entrée à l'hôpital, à la visite du matin, on constatait un nouvel abaissement de la température à 38°8, une transpiration toujours excessive, et moins de tuméfaction au niveau des jointures, celles-ci étant à peine douloureuses et les mouvements beaucoup plus aisés.

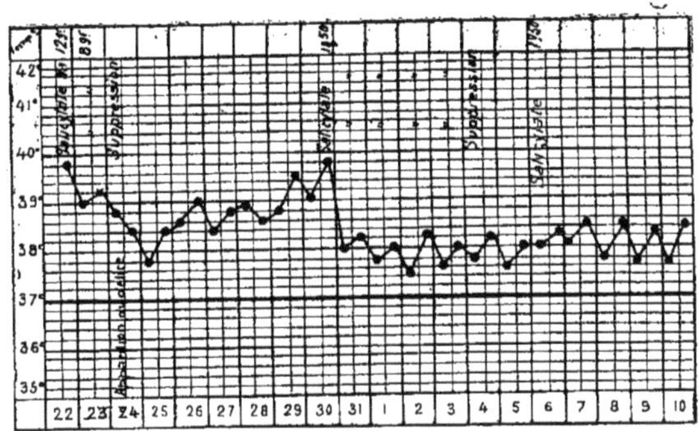

Fig. 1. — Rhumatisme articulaire aigu. — Tracé de la température montrant l'influence du salicylate de soude sur le délire.

Par contre, on apprenait que depuis, la nuit, la malade était agitée et présentait certains troubles cérébraux : elle a des hallucinations, voit des chiens autour de son lit, mais n'en *manifeste aucune frayeur* ; elle ne pousse pas de cris ; elle parle seulement beaucoup en prononçant, la plupart du temps, des paroles incohérentes. Sans cesse en mouvement dans son lit, elle cherche à saisir les objets qu'elle croit apercevoir à côté d'elle.

L'absence d'albumine avant et pendant l'accès de délire, l'abaissement progressif de la température depuis le début du traitement salicylé, le manque de tare alcoolique ou nerveuse, écartèrent la pensée d'un délire urémique, d'un rhumatisme cérébral ou d'un delirium tremens.

Il est à remarquer ici que dans son délire la malade ne semblait pas avoir de visions terrifiantes, comme dans l'éthylisme aigu, et qu'au lieu de fuir devant ses hallucinations, elle cherchait plutôt à se défendre et à combattre ses ennemis imaginaires. Son délire était un délire d'action ; furieuse et non terrifiée, elle cherchait à battre et insultait ceux qui avaient velléité de lui parler ou de maîtriser ses gestes désordonnés.

Nous reviendrons d'ailleurs sur ces caractères qui, à notre point de vue, sont essentiels au point de vue du diagnostic du délire salicylique.

Quoi qu'il en soit, le diagnostic de délire salicylique une fois posé, on supprima radicalement le salicylate de soude et aucune autre médication ne fut instituée.

Le soir, la température s'abaissait encore à 38°4. Le lendemain (25 juillet), elle atteignait 37°8 au matin. Les douleurs avaient complètement disparu sous l'influence des 20 grammes de salicylate administrés. Quant au délire, ses manifestations ne tardaient pas à s'effacer graduellement après la suppression du salicylate ; la malade délirait encore un peu, mais l'agitation avait disparu pour faire place à une dépression marquée.

Au bout d'un jour ou deux, tout délire avait cessé, la malade avait repris connaissance. Par contre, elle se plaignait à nouveau de douleurs articulaires, qu'elle disait être aussi violentes qu'au début, et l'on constatait, en même temps que la tuméfaction des genoux et des poignets, une nouvelle ascension de la courbe thermique, qui atteignait progressivement, le 30 juillet, la température d'entrée, c'est-à-dire 39°8 (*Fig.* 1).

Nul doute que l'action bienfaisante du salicylate avait cessé en même temps que son action nocive, et qu'on était en présence d'une nouvelle poussée rhumatismale. Si l'action médicamenteuse avait été rapide, elle avait été courte également.

On reprit le salicylate, mais à dose beaucoup moins forte, 1 gr. 50 pour 24 heures, afin d'éviter le retour des accidents cérébraux.

Le lendemain, la température redescendait à 38° et les articulations, quoique toujours tuméfiées, devenaient moins douloureuses.

Les jours suivants, elle se maintenait aux environs de 38°, mais n'atteignait véritablement la normale que le 9 septembre.

La malade quittait l'hôpital le 16 du même mois, complètement guérie, et le cœur absolument indemme de toute lésion

Ainsi, dans cette observation, comme dans les deux precédentes, on peut voir que la défervescence thermique avait été rapide dès le début du traitement salicylé, et que l'action bienfaisante de celui-ci ne s'était pas fait longtemps attendre.

Par contre, l'apparition du délire avait été précoce, 36 heures après l'absortion des premières doses, et avait suivi immédiatement la suppression complète des douleur,sv enant ainsi compliquer le diagnostic.

On remarquera, de plus, que ce délire a été de très courte durée chez ces trois et même quatre malades ; qu'il a cessé aussitôt que fut suspendu le traitement salicylé, et qu'il n'a pas reparu plus tard, lorsque les doses administrées ont été de beaucoup diminuées.

Enfin, la réapparition des douleurs et de la tuméfaction articulaire u'a pas tardé à se faire après la suspension du traitement, et le relèvement presque immédiat du tracé thermique, après sa brusque descente, n'est pas imputable aux phénomènes délirants, qui alors s'amendaient, mais bien à une reprise du rhumatisme, qui avait été jugulé, mais non guéri, par les fortes doses.

OBSERVATION V (MANQUAT).

C... (Adolphe), 22 ans, soldat d'infanterie, entre à l'hôpital Desgenettes, à Lyon, le 29 janvier 1893, avec un rhumatisme articulaire aigu généralisé.

Aucun antécédent morbide, ni héréditaire, ni acquis. — Pas d'éthylisme.

Température $= 39°,2$ à l'entrée, avec sueurs *d'odeur de vinaigre*.

Articulations légèrement tuméfiées, douloureuses surtout à la pression et par les mouvements.

Inappétence.

Urines foncées, avec *traces d'albumine*.

Appareil respiratoire sain.

Cœur : 1er bruit à la pointe, sourd. — Pouls $= 100$.

Ni céphalée, ni insomnie.

30 janvier. — Température $= 39°$ le matin.

Traitement $= 8$ gr. de salicylate de soude dans 200 gr. de potion, par cuillerées d'heure en heure.

Température $= 38°7$ le soir.

31 janvier. — Température = 38°.

> Douleurs articulaires totalement disparues, mais excitation générale sans délire, ni bourdonnements d'oreilles, simple gaîté exagérée.

Redoutant une intoxication salicylée, on supprime le salicylate de soude qu'on remplace par l'antipyrine, pour ne pas interrompre la médication anti-rhumatismale.

Température = 38° 4°, en hausse.

Nuit très agitée : hallucinations auditives; le malade veut se lever et se rendre aux voix qui l'appellent.

1er février. — Température = 38° au matin. — Pouls : 84.

> Au cœur, on perçoit un souffle sur le bord gauche du sternum, avec maximum à la pointe.

On croit plutôt à un rhumatisme cérébral à marche lente, étant donné la disparition des douleurs et en raison de l'éloignement du moment (48 h.) où avait été pris le salicylate.

Traitement. — 6 gr. d'antipyrine par doses de 0 gr. 50 c.

La nuit est agitée : le malade a des visions d'animaux, particulièrement de serpents qu'il voit ramper sur son corps.

2 février. — Le délire est devenu intense.

> Il y a, en outre, incontinence d'urine et de matières fécales.
>
> Inappétence complète.
>
> Il n'y a *plus d'albumine dans les urines.*

Traitement = 6 gr. d'antipyrine.

3 février. — Température : 37° 7 le matin.

« Le délire persiste, mais il a pris un autre caractère : il se rapproche du délire des persécutions. Le malade se dit victime de farces de la part de ses camarades. Il a peur de manquer aux obligations du service, et cherche à se lever à chaque instant pour se rendre à l'appel de sonneries imaginaires. »

Persistance de l'incontinence d'urine et des matières fécales.

Un peu de céphalalgie frontale.

Pas d'inégalité pupillaire, mais un peu d'œdème papillaire et péripapillaire.

Pas d'albumine dans les urines.

Température : 37°5 au soir. — Pouls : 56.

Traitement. — Antipyrine, 5 gr.

4 février. — Le délire a persisté la nuit comme les nuits précédentes, mais laisse après lui une dépression extrême.

Température : 37°1. — Pouls régulier, à 48.

Persistance des autres symptômes.

Traitement. — Antipyrine, 4 gr.

5 février. — Tout délire a disparu, ainsi que tous les autres symptômes qui l'accompagnaient. — Le malade semble sortir d'un long sommeil et ne conserve qu'un vague souvenir de ses hallucinations et de ses visions.

Traitement. — Antipyrine, 4 gr.

Les jours suivants, la guérison s'est accentuée et maintenue ; mais le pouls est resté lent pendant plusieurs jours.

La température oscille autour de 37°.

A l'auscultation du cœur, on constate un dédoublement du second temps et un souffle nettement apexien au 1er temps et persistant pendant la plus grande partie du petit silence.

La guérison est survenue rapidement, mais le sujet a été réformé pour la persistance du souffle à la pointe.

OBSERVATION VI (*Inédite*).

W... (Louise), ménagère, est une femme âgée de 27 ans, qui entra à l'hôpital Necker le 19 juillet 1899, en se plaignant de douleurs dans les jointures depuis 7 jours.

En procédant à l'examen de la malade, on constatait au niveau des grandes articulations, c'est-à-dire au niveau du genou et du cou-de-pied des deux membres inférieurs, une légère tuméfaction, chaude, un peu rosée, très douloureuse, et mettant la malade dans une impotence presque absolue.

Les articulations du bras gauche étaient également envahies et présentaient les mêmes caractères.

Enfin, en explorant la colonne vertébrale, on découvrait un peu de douleur rachidienne, qui ajoutait encore à l'impotence fonctionnelle de la malade.

La température était élevée : 39°8 ; les urines rares, foncées, chargées d'urates et albumineuses.

L'auscultation des poumons et du cœur ne révélait rien d'anormal.

Si l'on interrogeait la malade sur la façon dont la maladie avait débuté, elle nous racontait que c'était là sa première attaque, qu'elle avait été prise subitement de douleurs articulaires à la suite de l'émotion que lui avait causée le décès de son enfant, mort à quelques mois, de la rougeole. Elle-même, vers la fin de juin, avait contracté la rougeole au chevet de son bébé, et cette affection s'était, chez elle, compliquée d'otite moyenne purulente.

Bien que la nature de cet antécédent morbide, tout récent, eût pu faire supposer qu'on était en présence d'un pseudo-rhumatisme infectieux secondaire, comme il s'en voit au décours des fièvres éruptives, on conclut néanmoins, étant donné l'allure de la maladie (et une complication ultérieure vint confirmer notre diagnostic), à un rhumatisme articulaire aigu franc ; et naturellement, on fut amené à prescrire le salicylate de soude, autant comme médicament que comme pierre de touche.

Mais les urines étaient albumineuses. Devait-on s'abstenir ? Théoriquement, oui, car, du moment que l'insuffisance rénale est reconnue, c'est une faute que de donner ce médicament, même à doses faibles ; il est d'ailleurs inutile, puisqu'administré à la dose de 2 ou 3 grammes pour les premières fois, il n'agit pas. Cependant, comme cette albuminurie peu abondante se rencontre fréquemment au début des maladies fébriles, et spécialement au début du rhumatisme (de Saint-Germain), et qu'on la considère comme peu significative au point de vue rénal, dans le cas qui nous occupe, on décide de donner du salicylate, mais à des doses moins élevées que pour notre malade de l'Observation IV.

On prescrivit le salicylate à la dose de 6 gr. pour les 24 heures.

Le lendemain, 20 juillet, la température descendait de 1°, c'est-à-dire à 38° 5, et cette rémission s'accompagnait d'une détente dans l'état général de la malade : les douleurs diminuaient d'intensité et la crise sudorale s'établissait.

Néanmoins, le surlendemain 21 juillet, on constatait que le premier bruit du cœur était très assourdi en même temps qu'un peu soufflant ; et on diagnostiquait un début d'endocardite. En présence de ces nouveaux symptômes, qui venaient confirmer le diagnostic de rhumatisme articulaire aigu franc, et d'une légère élévation de température 38°9 au lieu de 38°5), on éleva la dose de salicylate de 6 à 8 gr. dans les 24 heures.

D'ailleurs, fait important à retenir, l'albumine avait disparu des urines, et on était en droit d'élever la dose du médicament.

Le 22 juillet, la température restait toujours à 38° 9 ;
mais les douleurs avaient totalement disparu. Dès lors,

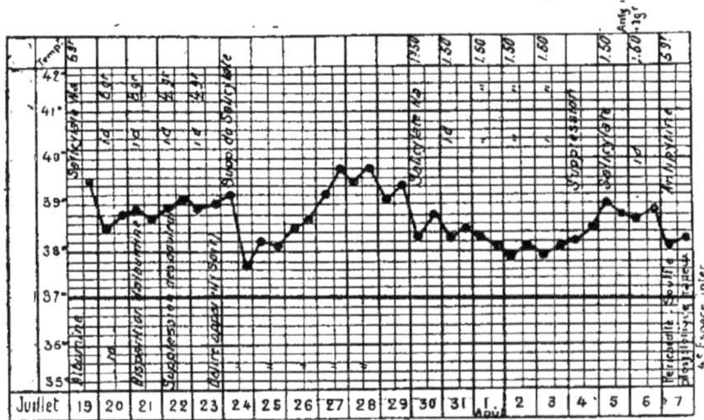

Fig. 2. — Tracé de la température montrant l'influence du salicylate sur le
délire (19 juillet-7 août).

pour ne pas forcer le rein, qui paraissait susceptible chez
cette malade, on abaissa la dose de salicylate à 4 gr.

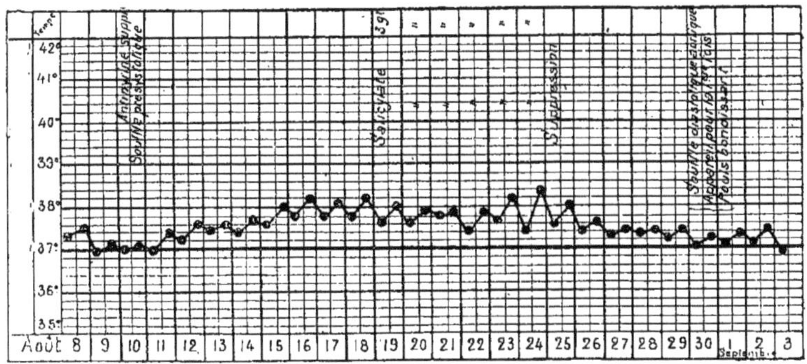

Fig. 3. — Tracé de la température montrant l'influence du salicylate sur le
délire (8 août-3 septembre).

Le 24 juillet (c'est-à-dire cinq jours après le début du
traitement salicylé), à la visite du matin, on apprenait
que depuis la veille au soir, la malade, dont l'état allait
s'améliorant jusqu'alors, était en proie à un délire furieux

ressemblant, par l'incohérence des paroles et des idées,
à un accès de manie aiguë : dans ses hallucinations, elle
voyait des animaux, son mari au plafond..... Quoique ces
représentations semblassent revêtir un caractère dépres-
sif, alternant quelquefois avec des visions gaies, son délire prenait, pendant la nuit surtout, le véritable type du
délire d'action : elle se levait, le faciès vultueux, voulait
quitter la salle, et par les injures et les vociférations
qu'elle proférait contre les gardes de nuit qui s'oppo-
saient à elle, elle empêchait les autres malades de dormir.

En dehors de son délire, la malade n'accusait pas de
céphalalgie ; les douleurs articulaires n'avaient pas reparu, non plus que l'albumine dans les urines. Quant à
la température, elle n'avait pas sensiblement changé depuis les jonrs précédents, puisque la courbe thermique
marquait 39° 2. On constatait seulement du myosis avec
une inégalité pupillaire très marquée, comme chez la malade de M. Rendu.

L'absence de céphalée, d'une ascension thermique forte
et graduelle, ainsi que d'albumine dans les urines, la présence d'un léger myosis, écartaient à la fois l'idée de la
folie brightique et du rhumatisme cérébral. Seuls, les
antécédents éthyliques recueillis sur la malade qui avouait,
du reste, s'être adonnée au vin plus que de raison, pouvaient faire penser à un delirium tremens. Mais, étant
donné l'époque d'apparition, et surtout les véritables caractères de ce délire, dont les dépressions momentanées
étaient expliquées par les chagrins familiaux de cette
femme, il parut plus rationnel d'opter pour un cas de délire
salicylé.

En conséquence, on supprimait le salicylate, et l'administration de bains froids à 32° fut prescrite et continuée
pendant plusieurs jours.

Le soir, une descente brusque de la température, de
39°2 à 37°7, venait militer en faveur dn diagnostic posé.
De plus, les jours suivants, quoique le délire persistât, les
visions terrifiantes des premières heures avaient disparu
et les hallucinations devenaient à la fois auditives et
visuelles : la malade, se croyant entourée des membres de
sa famille, cause avec eux. Ses sentiments paraissent être
un fond de tristesse et d'inquiétude, mêlé à de l'angoisse
et de l'agitation ; tantôt, elle dit qu'elle va mourir, que sa
situation est désespérée et qu'il vaut mieux pour elle quitter l'hôpital ; tantôt, c'est son enfant qu'elle voit dormant ;
son père, qu'elle voit mourant dans son lit, et qu'elle ne
peut aller secourir, malgré le désir et la volonté qu'elle en a.

Petit à petit, les phénomènes délirants s'atténuent sous
l'influence de la suppression du salicylate et, le 28 juillet,
c'est-à dire cinq jours environ après le début des premiers symptômes, la malade est revenue à son état mental habituel ; elle reconnaît ses voisins et semble sortir
d'une longue torpeur, sans rien se rappeler de ce qui s'est
passé, ni de ce qu'elle a dit pendant son délire.

Mais si les hallucinations l'ont quittée, les douleurs articulaires sont revenues, en même temps que la température montait progressivement de 37°7 à 39°9 en trois jours
et s'y maintenait. N'était l'atténuation graduelle des phéno
mènes psychiques, on pourrait croire à un rhumatisme
cérébral subaigu.

Devant cette recrudescence des signes rhumatismaux,

expliquée d'ailleurs par la suspension du tráitement, on reprend le 30 juillet le salicylate de soude, mais à doses beaucoup plus faibles, afin d'éviter une nouvelle intoxication : 1 gr. 50 par jour, auquel on joint des enveloppements au salicylate de méthyle autour des jointures malades.

Les douleurs ayant cédé rapidement, la température étant descendue à 38°, et les applications salicylées ayant amené (chose à remarquer ici) une éruption érythémateuse diffuse et de nombreux sudamina, le traitement salicylé est suspendu le 4 août, c'est-à-dire à la fin du cinquième jour.

Mais le lendemain 5 août, la température étant de nouveau remontée à 39°, le salicyclate est repris à la même dose, associé à 1 gramme d'antipyrine. Deux jours après, c'est-à-dire le 7 août, la température est revenue à 38° ; mais on constate en même temps des signes non douteux de péricardite : un souffle *olosystolique* râpeux se perçoit nettement au niveau du quatrième espace intercostal (*Fig.* 2).

On supprime complètement le salicylate, que l'on remplace par 5 grammes d'antipyrine.

Les jours suivants, la température tombe progressivement à 37°, chiffre qu'elle atteint le 9 août, tandis que s'amendent les symptômes péricardiques ; et le 10 août, le souffle péricardique, devenu moins râpeux, est remplacé par un souffle doux présystolique. L'antipyrine est supprimée.

En moins d'une semaine, la courbe thermique se relève encore jusqu'à 38°. On reprend le 19 août le salicyclate à la dose de 3 grammes pendant 6 jours, sans qu'il paraisse influencer beaucoup l'état général (*Fig.* 3).

A partir du jour où ce medicament est supprimé, la température décroît progressivement vers 37°, et le 30 août, on

constate à l'auscultation du cœur, au niveau du deuxième
espace intercostal droit et de l'appendice xiphoïde, un
souffle diastolique; le pouls est bondissant et défaillant. Il
y a donc insuffisance aortique.

Le rhumatisme, après s'être attaqué aux séreuses articulaires, a envahi la séreuse péricardique et l'endocarde.

Comme on le voit, cette dernière observation se rapproche par plus d'un point de celle communiquée par M. Manquat à la Société Médicale des Hôpitaux : Urines albumineuses à l'entrée, devenant normales au bout de peu de
jours, malgré le salicylate de soude administré à dose à
peu près équivalente ; absence de douleurs et d'albumine
au moment des accidents cérébraux ; leur longue durée,
presque égale dans les deux cas ; l'apparition précoce (deuxième jour) d'une péricardite et la constatation d'une insuffisance aortique au moment de la convalescence.

Nous n'avons aucun renseignement sur l'état mental de
ce jeune soldat ; chez lui, on ne relève aucune trace alcoolique. Faisons cependant quelques réserves sur l'éthylisme,
le soldat n'étant pas toujours très sobre. Et à ce point de
vue, nous pourrions peut-être assimiler le cas de M. Manquat à celui de notre jeune ménagère.

La ressemblance entre les deux observations cesse
quand on examine l'époque d'apparition du délire.

Chez le malade de M. Manquat, ce délire est survenu
dans les délais habituels, c'est-à-dire dans les 36 heures
qui suivent le début du traitement. Chez notre malade,
au contraire, il a apparu à une époque plutôt tardive,
mais quelques heures seulement après la cessation des

douleurs articulaires et avec descente brusque de la tem
pérature à 37° 7, ce qui le fait rentrer dans la loi générale.

Ainsi, malgré la précaution que l'on aurait prise d'abais-
ser la dose de salicylate de 8 à 4 gr. aussitôt après la
suppression des douleurs et malgré la disparition de
l'albumine, l'élimination du salicylate restait incomplète ;
l'accoutumance, même relative, à ces doses fractionnées ne
se faisait pas ; il se créait, au contraire, dans l'organisme
une sorte d'accumulation, insuffisante pour juguler le rhumatisme, mais suffisante pour provoquer l'intoxication.
En effet, les douleurs reparaissaient bientôt après la suppression du salicylate, tandis que les phénomènes délirants s'atténuaient.

D'ailleurs, la malade présentait pour le salicylate une
intolérance particulière, puisque chez elle l'application
du salicylate de méthyle avait déterminé un érythème intense.

Si maintenant nous examinons avec détail ces phénomènes délirants, nous voyons qu'ils n'ont pas présenté des
caractères identiques à ceux présentés dans les observations précédentes.

En effet, le délire de la malade a été entrecoupé de périodes d'excitation et de dépression, qui, n'étaient la
courbe thermique et l'absence de céphalée, auraient pu
faire penser à du rhumatisme cérébral. De plus, notre
malade ne s'est pas livrée, comme nous les avons relevés
dans les autres observations, à de véritables actes de
fureur ; elle ne voulut pas se soustraire par la violence à
des hallucinations qui étaient obsédantes. Chez elle, les

hallucinations, plus visuelles qu'auditives, ont même revêtu, au début, un caractère plutôt terrifiant et stupéfiant.

Bien que chez notre malade le délire salicylique soit défiguré par quelques traits accessoires, il n'en est pas moins certain qu'il s'agit ici de ce délire, puisqu'il a cessé avec la suppression du salicylate de soude et la recrudescence de la fièvre, et qu'il n'a pas reparu avec des doses de 1 gr. 50 ; doses qui d'ailleurs ont été insuffisantes pour calmer complètement la douleur.

Il semble plus rationnel de faire intervenir ici une question de terrain, un état psychique spécial, qui a donné un aspect particulier au délire de cette malade.

C'était, en effet, non pas une « minus habens », mais une femme dont la mentalité était en quelque sorte débile et passive, et dont les facultés intellectuelles avaient été, en outre, émoussées, amoindries et fortement épuisées par les chagrins récents, violents et vivement ressentis.

Voilà déjà une raison qui explique pourquoi ont été annihilées en partie les réactions actives et furieuses qui marquent le délire salicylique, réactions paralysées, en outre, par des hallucinations terrifiantes et stupéfiantes, qui semblent plutôt devoir être mises sur le compte d'une intoxication éthylique ou par les essences.

Cette seconde intoxication, la première en date, et latente jusqu'à l'intoxication salicylée, s'est manifestée à l'occasion de cette dernière, pour donner sa note personnelle dans le délire de notre malade.

L'analyse minutieuse de ce délire, de nature vraiment salicylique, fait donc découvrir, au milieu de ses manifestations, l'empreinte d'un état mental antérieur et le cachet d'une intoxication différente de celle du salicylate de soude. — En pathologie mentale, comme en médecine générale ou spéciale, les associations morbides sont fréquentes. Cet exemple nouveau devait être signalé.

CHAPITRE I.

Description Clinique.

RÉSUMÉ.

Des caractères qu'a présentés le délire salicylique dans ces différentes observations et des symptômes qui l'ont accompagné, nous allons essayer de tirer une description nosologique.

Ce délire apparaît ordinairement dans un temps très court après le début du traitement : 36 heures environ dans cinq de nos observations. Quelquefois cette période prémonitoire dure plus longtemps et ce n'est que le cinquième jour qu'apparaissent les phénomènes délirants.

Le plus souvent ils éclatent brusquement, alors que le malade se sent complètement débarrassé de son mal, que toute douleur a disparu. En effet, dans toutes nos observations, il est à remarquer que le délire est toujours survenu après la disparition de tout symptôme douloureux.

D'autres fois, au contraire, mais plus rarement, les premiers signes de l'intoxication salicylée éveillent l'attention ; ce sont : de la loquacité, une agitation et une mobilité excessives, qui contrastent avec l'impotence des jours précédents ; c'est encore de la surdité, des épistaxis, des bourdonnements d'oreilles, ressemblant à ceux de la quinine, mais avec cette différence qu'il n'y a ni vertiges, ni troubles visuels, ni mouvements giratoires.

Un symptôme du début, très important à retenir, est l'abaissement rapide, sinon brusque, de la température. C'est ainsi que nous voyons la courbe thermique de certains sujets, à l'hôpital, avec des températures de 39°9 à 40° et un pouls de 100 à 120, tomber en quelques heures à la normale, ou même au-dessous (36°7), et cette défervescence, quand elle est aussi brusque que celle signalée chez la malade de M. Rendu, peut alors s'accompagner de frissons.

Cette chute accompagne toujours l'éclosion des premiers symptômes du délire ; quelquefois, cependant, elle la précède ou la suit, mais à très peu d'intervalle.

Le salicylate a ici une action comparable à celle du chloral : il diminue la pression sanguine, ralentit le pouls et abaisse la température en agissant directement sur le cœur par l'intermédiaire de son système ganglionnaire.

Le relèvement de la courbe thermique et la réapparition des douleurs qui succèdent rapidement à la suppression du salicylate, montrent que ce médicament agit surtout comme médicament nervin, c'est-à-dire comme analgésique et antipyrétique. A fortes doses, il jugule le mal, calme ses manifestations, mais ne le détruit pas.

En somme, on peut dire que l'apparition du délire coïncide avec l'effet bienfaisant du salicylate et cesse avec lui.

Quelquefois, quand le délire va apparaître, la malade se plaint d'un peu de céphalée; mais la rareté et le peu d'intensité de ce symptôme font qu'on peut le regarder comme absent, et, comme tel, il aide à établir le diagnostic.

Que ce délire ait apparu brusquement ou qu'il ait été précédé de prodromes annonçant l'intoxication salicylée, il n'en revêt pas moins toujours le même aspect clinique.

Nous résumant brièvement, nous dirons que c'est un délire actif, dans lequel le malade, ou plutôt la malade, le faciès vultueux, agitée, est en proie à des hallucinations auditives et visuelles qui font ressembler ce délire à un accès de manie aiguë. Elle voit autour d'elle des animaux, des gens qui lui parlent et auxquels elle répond d'une façon plus ou moins violente.

Sans manifester une grande frayeur dans ses hallucinations, comme dans le *delirium tremens*, la malade n'en a pas moins du délire de la persécution; elle prétend qu'elle va mourir, qu'on la séquestre, que ses pires ennemis sont ceux qui l'environnent; et, quand elle ne s'attaque pas à ses voisines, c'est contre ceux qui la soignent ou contre ceux qui veulent l'empêcher de se lever qu'elle se débat et elle profère des injures.

Parfois une tare nerveuse, un fond psychique morbide, s'ils sont suffisamment accentués, peuvent altérer l'aspect clinique en y apportant soit de la vésanie, soit de la dépression, soit les hallucinations terrifiantes de l'éthylisme, et imprimer au délire un cachet spécial, un peu déroutant pour le diagnostic. Mais la modification pro-

duite par ces symptômes surajoutés n'est pas telle qu'au
milieu de ce fond morbide, on ne retrouve bientôt la fureur agressive qui, à notre sens, caractérise le délire salicylique.

Ce délire est tout à fait analogue à celui produit par
l'intoxication de certaines solanées, comme la belladone et
la stramoine ; aussi rentre-t-il dans la classe des délires
toxiques médicamenteux.

M. Dieulafoy a rapporté dernièrement à ce sujet la cu-
rieuse observation d'une famille qui s'empoisonna avec un
plat d'épinards auxquels avait été mêlés, par mégarde, des
feuilles de stramoine (1). La fureur délirante qu'on remarqua chez ces personnes au cours de leur intoxication,
contre les gens de police qui les secoururent, ressemble
par plus d'un point à celle que présentèrent nos malades
au cours de leur délire.

Quelques auteurs, M. Manquat en particulier, ont noté
dans leurs observations que, durant leur délire, les malades avaient présenté une fièvre modérée. Nous croyons
que cette fièvre n'est pas attribuable au délire, mais bien à
la reprise de la crise rhumatismale ; car, si elle est conco-
mitante des phénomènes cérébraux, il est à remarquer,
ainsi que nous l'avons dit précédemment, que le relèvement du tracé thermique qui suit la défervescence de la
fièvre succède d'abord à la suppression du salicylate, et
qu'ensuite il croît, alors que les mêmes phénomènes psychiques diminuent d'intensité.

Le délire salicylique peut s'accompagner de tous les

(1) Dieulafoy. — *Semaine médicale.*

autres troubles qui font partie de l'intoxication salicylée.
C'est ainsi que les auteurs que nous avons cités rapportent
chez leurs malades, de l'incontinence d'urine et des matières fécales, de l'inégalité des pupilles, symptôme qui a
son importance pour le diagnostic, quand il existe, car les
pupilles, quoique inégales, sont plutôt en myosis qu'en
mydriase. Ajoutons que la dysphagie, une dyspnée intense,
une *albuminurie assez considérable*, l'indicanurie ont été
observées.

Nous avons déjà signalé le faciès vultueux et les yeux
proéminents des malades dans leur crise; nous n'y insis-
tons pas.

Certains auteurs ont rapporté des cas d'intoxication
salicylée au cours du rhumatisme, qui se compliquèrent
de gangrène des extrémités inférieures, de cystite, de
constipation opiniâtre et de refroidissement des extrémités (1). — Enfin, comme nous en avons cité quelques
exemples, le délire salicylique peut conduire au collapsus
cardiaque et à la mort.

(1) Watelet. — *Medical Record*, 1878, p. 439.

CHAPITRE II.

Diagnostic.

Lorsqu'au cours de rhumatisme articulaire aigu, on se trouve subitement en présence de symptômes délirants, le diagnostic reste hésitant. On est tout d'abord porté à croire à l'existence d'un rhumatisme cérébral, d'un delirium tremens, de la folie brightique, si le malade présentait de l'albumine.

. On a accusé le salicylate de provoquer les accidents du rhumatisme cérébral par métastase. C'est ainsi que M. Homolle, frappé de la coïncidence qu'il remarqua chez un malade entre l'absorption de 4 gr. de Jaborandi et l'apparition, le soir du même jour, des « premières conceptions délirantes, avant-coureurs de la mort », alors que les jointures étaient devenues libres, est bien près de penser que la médication a été pour quelque chose dans la production de ces accidents, et de croire, par suite, que la délitescence apparente, provoquée par le salicylate au cours du rhumatisme, pourrait amener également de la métastase encéphalique. Nous ne croyons pas que le salicylate soit coupable de pareils méfaits, car il est employé à fortes doses par la majeure partie des médecins et les cas relatés de rhumatisme cérébral sont devenus beaucoup

plus rares, surtout depuis ces dernières années. Il faut
plutôt croire qu'on n'osait pas manier, dans les rhu-
matismes hyperthermiques, si favorables à l'éclosion des
accidents cérébraux, le médicament aux doses nécessaires
pour combattre efficacement ces accidents et l'on mettait
sur le compte du salicylate ce qui n'était qu'un manque
d'audace.

Le délire salicylique, comme le rhumatisme cérébral,
s'accompagne d'un certain nombre de symptômes, tels
que : amélioration très sensible de l'état local, cessation
complète des douleurs, quelquefois de céphalalgie, de
dysphagie, de sueurs profuses. Mais, tandis que dans le
rhumatisme cérébral, le délire est d'abord intermittent,
survenant surtout la nuit, et ne devient continu que progressivement, le délire salicylique, au contraire, éclate
brusquement, presque sans prodromes, et atteint d'emblée
son apogée. De plus, la température dans le rhumatisme
cérébral monte brusquement, en quelques heures, à 40°
ou 41° ; dans le délire salicylique, elle descend plus ou
moins rapidement vers la normale et peut même, dans
certains cas, tomber au-dessous (36° 5). Le pouls présente
les mêmes différences ; fréquent dans le rhumatisme
cérébral où on peut le voir battre 120 et même 160 pulsations, il est, au contraire, beaucoup moins rapide dans le
délire salicylique, où il est même ralenti. Le malade de
M. Manquat, chez lequel le pouls descendit jusqu'à 48
pulsations, et demeura lent plusieurs jours après la cessation de tout délire, en est un exemple remarquable.

Quant à l'ascension thermique qui peut se faire sentir
au cours du délire salicylique, nous avons déjà vu qu'elle

s'accompagnait toujours de la réapparition des douleurs et annonçait une recrudescence des phénomènes articulaires.

Ajoutons encore ceci : alors que la mydriase est la règle dans l'encéphalopathie rhumatismale, c'est le myosis avec inégalité pupillaire qu'on rencontre dans le délire salicylique. Disons enfin, que l'encéphalopathie rhumatismale se voit beaucoup plus souvent chez les hommes que chez les femmes.

Plus délicat est le diagnostic avec le delirium tremens. Mais, en l'observant de près, celui-ci présente un certain nombre de caractères que n'a pas le délire salicylique. Tout d'abord, chez l'alcoolique, les hallucinations sont beaucoup moins auditives que visuelles ; d'un autre côté, ces hallucinations visuelles sont terrifiantes, et si le malade entend des voix, il ne les entend que confusément. Il ne songe pas, comme le fait le salicylique, à se défendre contre les visions qui l'effraient ; au contraire, il cherche à les fuir, ou bien il reste immobile, figé, stupéfié par elles, et semble plongé dans un rêve.

Remarquons encore que dans le délire salicylique, on ne rencontre pas ce tremblement, cette trémulation des lèvres, qui est si caractéristique chez l'alcoolique.

Enfin, dans le delirium tremens, il y a aussi une élévation de température qui n'existe pas dans notre délire toxique.

Quand le délire salicylique s'accompagne d'une albuminurie accentuée, d'indicanurie (Observation Rendu), on pourrait confondre encore le délire salicylique avec la folie urémique, qui parfois apparaît chez un brightique au cours de n'importe quelle maladie infectieuse, et s'accompagne d'hypothermie.

Le délire, ou comme on l'appelle encore, la folie brightique, peut revêtir toutes les formes de délire, et seuls les symptômes concomitants permettant de faire le diagnostic ; tels : l'oligurie ou plutôt l'anurie, l'albuminerie, la céphalalgie, à paroxysmes nocturnes, et qui manque rarement, les vomissements et les troubles de la vue, signes qui se retrouvent, il est vrai, dans le délire salicylique, mais isolément, et non pas groupés, comme dans la folie urémique.

CHAPITRE III.

Évolution.

La durée des accidents cérébraux semble être en rapport avec l'intervalle qui s'est écoulé entre l'administration des premières doses et l'apparition des premiers symptômes.

Ainsi, dans les observations de MM. Rendu, Galliard, Saloschin et dans notre première observation, le délire qui apparut 36 heures environ après le début du traitement, ne dura que peu de temps, de 1 à 3 jours.

Dans notre seconde observation, au contraire, nous voyons tarder l'apparition du délire, qui ne survient que le soir du cinquième jour du traitement et qui dure un temps à peu près égal. Il est vrai que dans le cas observé par M. Manquat, la période d'apparition avait été courte et le délire n'en persista pas moins durant cinq ou six jours. Mais, son jeune malade, chez lequel la seule absorption de 8 grammes de salicylate avait provoqué le délire au bout de 24 heures à peine, semble avoir présenté un organisme un peu trop sensible à ce genre de médication, et cela peut expliquer en partie la longue durée des accidents cérébraux observés.

En somme, la durée du délire est courte, et il ne laisse après lui qu'une grande lassitude, une grande dépression, mais aucune tare psychique.

L'intoxication salicylée a rarement une issue mortelle ; et, quand le diagnostic est fait à temps, la suppression seule de la cause, c'est-à-dire du salicylate (Observation VI) suffit à faire disparaître les phénomènes délirants.

CHAPITRE IV.

Étiologie.

Quelles peuvent être les causes qui amènent et déter-
minent cette intoxication ?

Tout d'abord nous remarquerons que la plupart des cas
sur lesquels nous nous appuyons ont trait à des femmes.
La prédisposition du sexe féminin peut s'expliquer par
sa cérébralité moins vigoureuse et sa plus grande mobilité aux agents thérapeutiques. Ce sera donc surtout chez
la femme que l'on s'exposera le plus à voir apparaître le
délire salicylique.

Faut-il dire qu'un terrain débilité, nerveux, fatigué par
les excès et l'éthylisme, et, d'une façon générale, toute
tare dégénérative, rendra plus facile la possibilité d'une
intoxication par l'acide salicylique.

L'âge, lui aussi, a son importance, si l'on fait intervenir comme cause efficiente l'insuffisance rénale.
M. Brouardel a, en effet, rapporté des expériences person-
nelles, d'où il ressort que l'élimination de l'acide salicylique se fait d'autant moins vite que le sujet est plus avancé
en âge, cela sans que l'existence de lésions rénales soit
nécessaire ou du moins appréciable.

C'est donc plutôt à partir de l'âge mûr que le délire apparaîtra, et dans le jeune âge il devra être absolument exceptionnel. D'ailleurs, Cadet de Gassicourt et M. Caussade ont donné le salicylate à la dose de 12 grammes chez les enfants, sans éprouver le moindre accident.

Nous touchons d'ailleurs là à un point épineux, qui est le suivant : à quoi doit-on attribuer le délire salicylique ou, d'une façon plus générale, l'intoxication?

Ce que nous savons de l'élimination de l'acide salicylique nous apprend que le médicament s'élimine rapidement à l'état d'acide salicylurique, et qu'on peut le déceler dans les urines à l'aide de perchlorure de fer, une demi-heure après l'absorption, d'après Lajoux, 20 minutes seulement d'après Balz, qui expérimenta sur un sujet atteint d'exstrophie de la vessie. De plus, malgré sa rapide élimination, l'action de ce médicament peut encore se faire sentir 5 jours après la cessation de toute absorption.

Preuve que, s'il s'élimine rapidement, il ne le fait qu'en très petite quantité à la fois.

Aussi, est-ce à son accumulation dans l'organisme qu'on a attribué, avec juste raison, la cause des accidents qu'on a pu constater.

Dès 1878, dans une discussion à la *Royal medical and Chirurgical Society* de Londres et à la *Pharmaceutical Society*, on se préoccupait de la part que pouvaient prendre les impuretés provenant de la préparation du salicylate, dans la production des accidents toxiques qu'on avait observés jusqu'alors, et Garrod défendait les composés salicylés en disant que les accidents qu'on leur attribuait, tels que l'albumine et l'urticaire, étaient aussi fréquents avec les anciennes méthodes de traitement, par les alcalins et l'expectation.

M. Besnier, vers la même époque, ne semblait pas très partisan de ce médicament, qu'il employait à doses très faibles, et pour lequel il ne partageait pas l'enthousiasme de Stricker : « Ce ne sera pas encore là une panacée anti-rhumatismale », disait-il.

Le thérapeute allemand, qui n'eut jamais d'accident à déplorer, employait, d'ailleurs, l'acide salicylique pur en poudre, associé aux alcalins, mais non le salicylate de soude. Les observations que nous présentons ne portent que sur des cas traités par le salicylate de soude, l'acide salicylique n'étant plus employé qu'à l'état de sel. Cependant, nous ne pensons pas qu'il faille incriminer ici comme cause provocatrice du délire salicylique, des composés toxiques associés au médicament et dus à un défaut de préparation.

Certains malades, comme celle de M. Rendu, peuvent présenter de l'albumine au courant de leur délire, fait qui semble tenir à l'absorption du salicylate. S'il est vrai qu'une élimination trop laborieuse du salicylate peut amener, comme tout autre médiéament du reste, une altération de l'épithélium rénal et ensuite l'albuminurie, et qu'on soit tenté d'imputer les accidents observés à une néphrite et urémie toxiques, il est vrai également que très souvent l'absorption du salicylate fait disparaître une albuminurie déjà existante, fébrile nous le voulons bien, mais qui n'en a pas moins quelque signification au point de vue rénal. Et, dans ces conditions, il semble difficile d'expliquer par une urémie d'origine toxique et médicamenteuse les accidents que nous avons relatés.

Il est plus simple de penser que chez certains sujets, il y a une intolérance spéciale pour le salicylate de soude, comme il en existe pour d'autres médicaments, l'iodure de potassium, par exemple ; intolérance due sans doute à une dyscrasie particulière dont on ignore la cause, et qui, supprimant toute accoutumance, permet l'éclosion des phénomènes toxiques chez ces sujets, dès qu'il y a accumulation.

La dose du médicament ne nous paraît pas devoir entrer en ligne de compte dans l'étiologie de nos cas de délire, puisque celui-ci n'a apparu en général qu'après l'absorption de 12 à 20 grammes en 36 heures, ce qui est une dose moyenne.

D'ailleurs d'après Homolle, « le délire ne se produit pas seulement après l'usage de doses massives ou toxiques ; mais dans des cas même où la quantité de salicylate de soude ingérée est modérée, et est donnée avec toutes les précautions nécessaires » (1).

(1) Homolle *in* Dictionnaire Jaccoud, article *Rhumatisme*.

CONCLUSIONS.

Le délire salicylique rentre dans la classe des délires analogues à celui de certaines solanées toxiques, telles que le datura stramonium et la belladone.

Ce délire, qui s'accompagne d'hallucinations à la fois auditives et visuelles, est un délire furieux, agressif, à type de persécution.

Les phénomènes cérébraux par lesquels il se traduit, au lieu de s'accompagner d'hyperthermie, comme cela se voit le plus souvent dans les délires survenant au cours de maladies infectieuses, s'accompagnent d'une défervescence fébrile.

Toutefois, ajoutons que, lorsqu'ils évoluent sur un terrain dégénéré, tels l'éthylisme, le nervosisme, certaines associations morbides peuvent se faire, qui modifient son aspect clinique, et viennent rendre son diagnostic hésitant.

Le délire salicylique éclate le plus souvent brusquement, sans prodromes qui puissent signaler une intoxication imminente.

La cérébralité des sujets et une idiosyncrasie particulière sont un facteur important comme cause prédisposante à ce délire ; et, sous ce rapport, la femme semble un peu plus apte que l'homme à en présenter les accidents.

Nous ne sommes donc pas tout à fait d'accord avec M. Oettinger, lorsqu'il dit en parlant de l'action physiologique du salicylate de soude : « C'est à doses massives seulement que les préparations salicylées pourraient provoquer l'apparition du délire, mais ce délire est toujours calme, tranquille et ne s'accompagne ni d'hallucinations, ni d'excitation ».

BIBLIOTHÈQUE NATIONALE
R F
IMPRIMÉS

BIBLIOGRAPHIE.

EMPIS. — *Gazette Hebdomadaire,* 3 août 1877.

EMPIS. — *Bulletin de l'Académie de Médecine,* juillet 1877.

RENDU. — *Bulletin de la Société Médicale des Hôpitaux,* Novembre 1898.

BERNARD ET GALLIARD. —   id.

MANQUAT. —   id.

DIÉULAFOY. — *Semaine Médicale,* 1896.

HÉNOCQUE. — Dictionnaire Encyclopédique des Sciences médicales. Article *Acide salicylique.*

STRICKER. — *Medical Times and Gazette,* 1876, p. 144.

ABELINE. —   id.   1877, p. 41.

HOMOLLE. — Dictionnaire Jaccoud, art. *Rhumatisme art. aigu.*

BESSIER. — Dictionnaire Dechambre,   id.

OETTINGER. — *Traitement du rhumatisme et de la goutte.*

HUCHARD. — *Revue de Thérapeutique,* 1893-94.

BARDET. —   id.   id.

BARROWS. — *Medical Record,* New-York, 1882.

WATELET. —   id.   1878, p. 439.

GARROD. — *The Lancet,* 15 février, 1890.

SALOSCHIN. — *Revue générale de Pathologie interne,* 1898, p. 87-88.

Imprimerie de l'Institut de Bibliographie. — III-1900. — N° 247.

216

www.ingramcontent.com/pod-product-compliance
Ingram Content Group UK Ltd.
Pitfield, Milton Keynes, MK11 3LW, UK
UKHW020022080726
13614UKWH00004B/1508